Persönliche Daten

Name : ___________________

Anschrift : ___________________

Telefon : ___________________

Meine Medikamente:

____

____

____

____

____

____

Im Notfall bitte benachrichtigen:

Name : ___________________

Anschrift : ___________________

Telefon : ___________________

Datum	Uhrzeit	Blutdruck		Puls

Datum	Uhrzeit	Blutdruck		Puls
Datum	Uhrzeit	Blutdruck		Puls

Datum	Uhrzeit	Blutdruck		Puls

Datum	Uhrzeit	Blutdruck		Puls

Datum	Uhrzeit	Blutdruck		Puls

Datum	Uhrzeit	Blutdruck		Puls

Datum	Uhrzeit	Blutdruck		Puls

Datum	Uhrzeit	Blutdruck		Puls

Datum	Uhrzeit	Blutdruck		Puls

Datum	Uhrzeit	Blutdruck		Puls

Datum	Uhrzeit	Blutdruck		Puls

Datum	Uhrzeit	Blutdruck		Puls
Datum	Uhrzeit	Blutdruck		Puls

Datum	Uhrzeit	Blutdruck		Puls

Datum	Uhrzeit	Blutdruck		Puls

Datum	Uhrzeit	Blutdruck		Puls
Datum	Uhrzeit	Blutdruck		Puls

Datum	Uhrzeit	Blutdruck		Puls

Datum	Uhrzeit	Blutdruck		Puls

Datum	Uhrzeit	Blutdruck		Puls

Datum	Uhrzeit	Blutdruck		Puls

Datum	Uhrzeit	Blutdruck		Puls

Datum	Uhrzeit	Blutdruck		Puls

Datum	Uhrzeit	Blutdruck		Puls

Datum	Uhrzeit	Blutdruck		Puls

Datum	Uhrzeit	Blutdruck		Puls

Datum	Uhrzeit	Blutdruck		Puls

Datum	Uhrzeit	Blutdruck		Puls
Datum	Uhrzeit	Blutdruck		Puls

Datum	Uhrzeit	Blutdruck	Puls

Datum	Uhrzeit	Blutdruck		Puls

Datum	Uhrzeit	Blutdruck		Puls

Datum	Uhrzeit	Blutdruck		Puls

Datum	Uhrzeit	Blutdruck		Puls

Datum	Uhrzeit	Blutdruck		Puls

Datum	Uhrzeit	Blutdruck		Puls

Datum	Uhrzeit	Blutdruck		Puls

Datum	Uhrzeit	Blutdruck		Puls

Datum	Uhrzeit	Blutdruck		Puls

Datum	Uhrzeit	Blutdruck		Puls

Datum	Uhrzeit	Blutdruck		Puls

Datum	Uhrzeit	Blutdruck		Puls

Datum	Uhrzeit	Blutdruck		Puls

Datum	Uhrzeit	Blutdruck		Puls

Datum	Uhrzeit	Blutdruck		Puls

Datum	Uhrzeit	Blutdruck	Puls

Datum	Uhrzeit	Blutdruck		Puls

Datum	Uhrzeit	Blutdruck		Puls

Datum	Uhrzeit	Blutdruck		Puls

Datum	Uhrzeit	Blutdruck		Puls

Datum	Uhrzeit	Blutdruck		Puls
Datum	Uhrzeit	Blutdruck		Puls

Datum	Uhrzeit	Blutdruck		Puls
Datum	Uhrzeit	Blutdruck		Puls

Datum	Uhrzeit	Blutdruck		Puls
Datum	Uhrzeit	Blutdruck		Puls

Datum	Uhrzeit	Blutdruck		Puls

Datum	Uhrzeit	Blutdruck		Puls

Datum	Uhrzeit	Blutdruck		Puls

Datum	Uhrzeit	Blutdruck		Puls

Datum	Uhrzeit	Blutdruck		Puls

Datum	Uhrzeit	Blutdruck		Puls

Datum	Uhrzeit	Blutdruck		Puls

Datum	Uhrzeit	Blutdruck		Puls

Datum	Uhrzeit	Blutdruck		Puls

Datum	Uhrzeit	Blutdruck		Puls

Datum	Uhrzeit	Blutdruck		Puls

Datum	Uhrzeit	Blutdruck		Puls

Datum	Uhrzeit	Blutdruck		Puls
Datum	Uhrzeit	Blutdruck		Puls

Datum	Uhrzeit	Blutdruck		Puls

Datum	Uhrzeit	Blutdruck		Puls

Datum	Uhrzeit	Blutdruck		Puls
Datum	Uhrzeit	Blutdruck		Puls

Datum	Uhrzeit	Blutdruck		Puls

Datum	Uhrzeit	Blutdruck		Puls

Datum	Uhrzeit	Blutdruck		Puls

Datum	Uhrzeit	Blutdruck		Puls

Datum	Uhrzeit	Blutdruck		Puls

Datum	Uhrzeit	Blutdruck		Puls
Datum	Uhrzeit	Blutdruck		Puls

Datum	Uhrzeit	Blutdruck		Puls

Datum	Uhrzeit	Blutdruck		Puls
Datum	Uhrzeit	Blutdruck		Puls

Datum	Uhrzeit	Blutdruck		Puls

Datum	Uhrzeit	Blutdruck		Puls

Datum	Uhrzeit	Blutdruck		Puls

Datum	Uhrzeit	Blutdruck		Puls
Datum	Uhrzeit	Blutdruck		Puls

Datum	Uhrzeit	Blutdruck		Puls

Datum	Uhrzeit	Blutdruck		Puls

Datum	Uhrzeit	Blutdruck		Puls

Datum	Uhrzeit	Blutdruck		Puls

Datum	Uhrzeit	Blutdruck		Puls

Datum	Uhrzeit	Blutdruck		Puls
Datum	Uhrzeit	Blutdruck		Puls

Datum	Uhrzeit	Blutdruck		Puls

Datum	Uhrzeit	Blutdruck		Puls

Datum	Uhrzeit	Blutdruck		Puls

Datum	Uhrzeit	Blutdruck		Puls

Datum	Uhrzeit	Blutdruck		Puls

Datum	Uhrzeit	Blutdruck		Puls

Datum	Uhrzeit	Blutdruck		Puls

Datum	Uhrzeit	Blutdruck		Puls
Datum	Uhrzeit	Blutdruck		Puls

Datum	Uhrzeit	Blutdruck		Puls

Datum	Uhrzeit	Blutdruck		Puls

Datum	Uhrzeit	Blutdruck		Puls

Datum	Uhrzeit	Blutdruck		Puls

Datum	Uhrzeit	Blutdruck		Puls

Datum	Uhrzeit	Blutdruck		Puls

Datum	Uhrzeit	Blutdruck		Puls

Datum	Uhrzeit	Blutdruck		Puls

www.ingramcontent.com/pod-product-compliance
Lightning Source LLC
Chambersburg PA
CBHW061716250726
48657CB00002B/633